Docteur Auguste GOUZY

DÉLIRE

et

Insuffisance Rénale

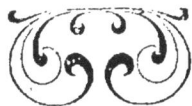

TOULOUSE

Ch. DIRION, LIBRAIRE-ÉDITEUR

22, rue de Metz et rue des Marchands, 33

1908

Docteur Auguste GOUZY

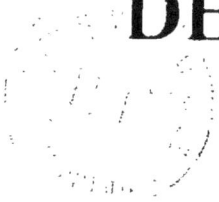

DÉLIRE

et

Insuffisance Rénale

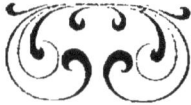

TOULOUSE

Ch. DIRION, LIBRAIRE-ÉDITEUR

22, rue de Metz et rue des Marchands, 33

—

1908

Délire et Insuffisance Rénale

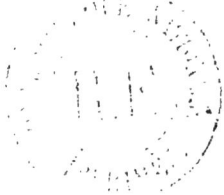

M. le Professeur Rémond, qui a bien voulu
nous faire l'honneur de nous donner le sujet de
notre thèse et d'en accepter la présidence, nous
a démontré l'importance doctrinale qu'il y avait
à rattacher la Psychiatrie à la Pathologie générale.

Le cerveau est lésé comme sont lésés les autres
organes et ses lésions anatomiques se traduisent
par des troubles fonctionnels absolument super-
posables aux troubles fonctionnels des autres organes. Le cerveau peut être atteint d'insuffisance cellulaire, de leucoencéphalites et de po-
lioencéphalites comme la moelle qui présente des
leucomyélites et des polyomyélites. La paralysie
générale ou encéphalite totale est analogue à la
myélite diffuse.

Ceci est vrai pour le rein qui présente soit
principalement des lésions de son élément noble,
de son épithélium et alors on a la néphrite épi-

théliale, soit surtout des lésions de son élément
interstitiel, de sa trame conjonctive, et alors on
a la néphrite interstitielle, soit enfin des lésions
disséminées et c'est alors la néphrite mixte.

Pour notre maître, un des meilleurs sujets de
démonstration de la parenté de la Pathologie générale et de la Pathologie mentale est l'étude de
ce que Dieulafoy a appelé la « Folie Bhrighti-
que ». Il est intéressant de remarquer que c'est
un médecin et non un spécialiste, un psychiatre,
qui a, le premier, fait une étude d'ensemble des
troubles mentaux dans les lésions du rein.

Pour démontrer qu'une maladie mentale n'est
pas une entité, il faut faire voir qu'elle se ratta-
che à des troubles de l'organisme. Ces imperfec-
tions organiques peuvent être héréditaires et,
dans ce cas, il est plus difficile de démontrer le
lien rattachant la folie à la lésion organique, le
sujet atteint ayant été toujours un fou ; mais en
revanche, combien la chose devient facile lorsque
sur un sujet sain d'esprit et de corps une perturbation organique perturbe la mentalité.

Or, une des modifications les plus fréquentes
qui surviennent chez l'homme sont les intoxications et les infections. Les unes et les autres
créent des psychoses spéciales et à côté de la confusion mentale typique, folie causée généralement par les infections, il existe une série variée
de troubles psychiques développés à la suite des
intoxications. D'ailleurs, il est admis aujour-

.'hui que l'infection agit en intoxiquant notre organisme et dans les maladies aiguës lorsque le délire apparaît, c'est parce que les cellules du cortex cérébral ont été imprégnées par les toxines microbiennes.

« Dans les infections aiguës, dit Anglade (1) au cours de la période fébrile, le délire est la conséquence de l'intoxication cérébrale par les toxines microbiennes et les déchets de la nutrition résultant de la fièvre. A la fin ou dans la convalescence de la maladie, on peut observer des états de confusion mentale plus ou moins durables et qui sont sous la dépendance de l'altération plus ou moins grave qu'ont subie les éléments nerveux du fait de l'action directe des microbes, de celle surtout de leurs produits de sécrétion ou des substances toxiques fabriquées en excès ou non éliminées au cours de la période aiguë. Enfin, on rencontre encore dans la convalescence, des délires en apparence systématisés, constitués par des idées fixes d'ordinaire peu durables, et qui semblent être le reliquat de rêves persistant à l'état de veille et dont l'esprit, momentanément affaibli, a de la peine à reconnaître la nature.

« Quant aux infections chroniques, elles influencent l'intelligence, soit par les intoxications qu'elles provoquent (intoxications microbiennes

(1) Anglade. — Etiologie générale des affections mentales.

ou auto-intoxications, tuberculose ; intoxications d'origine externe, pellagre), soit par les lésions au cerveau ou des méninges qu'elles occasionnent (tuberculose, syphilis). »

Toutes les affections mentales consécutives aux infections ont été bien étudiées à notre époque par Chardon (1), par Bionchi et Piccinino, par Fontaine (2), par Klippel (3), Joffroy (4), Séglas (5), Mairet (6), Voisin (7), Krœpelin (8), Régis (9), Barié (10).

Dans les troubles psychiques consécutifs aux intoxications proprement dites — comme d'ailleurs dans ceux consécutifs aux infections — l'état du filtre rénal joue un très grand rôle en éliminant plus ou moins rapidement les poisons endogènes et les poisons exogènes.

(1) CHARDON. — Thèse de Lille, 1889.

(2) FONTAINE. — *Du délire dans la pneumonie.* Th. Paris, 1898.

(3) KLIPPEL. — *Annal. de psych. et d'Hypnol,*1891.

(4) JOFFROY. — *Bull. soc. Méd. Hôp.,* 28 mars 1898.

(5) SÉGLAS. — *Bull. soc. méd. Hôpit.,* 1890. Presse Médicale (1er mai 1897).

(6). MAIRET. — *Montpellier Médical,* 1890.

(7) J. VOISIN. — *Gazette des Hôpitaux,* 1890.

(8) KROEPELIN. — Infl. des mal. aiguës sur les maladies mentales, *Archiv. de Neur.* 1881.

(9) REGIS. — *Folie consécutive à une fièvre typh. Encéphale,* 1881.

(10) E. BARRIÉ. — De qq. formes de délire partiel, au début et pendant la période d'état de la fièvre typhoïde. *Soc. méd. Hôp.,* 28 février 1898.

Le rein est l'organe le plus important dans les affections mentales de cette origine et l'étude des folies développées à la suite de ses lésions ressemble beaucoup à l'étude des psychoses d'intoxication.

Le rôle du foie est de neutraliser les toxines, le rôle du rein est de rejeter celles qui n'ont pu être neutralisées. Ne nous étonnons donc pas si les deux grandes folies par intoxication sont :

1° La folie hépathique (Klippel) ;

2° La folie rénale (Dieulafoy).

À côté de ces deux grandes psychoses d'intoxication nous citerons les psychoses dûes aux maladies des glandes à sécrétion interne, glande thyroïde, capsules surrénales, etc...

Le rein est à la fois une glande à sécrétion externe, et, ainsi que l'a démontré Brown Séquard, une glande à sécrétion interne. Nous avons ainsi une double raison de voir le cerveau lésé dans les maladies du rein. Les troubles mentaux sont, en effet, lorsqu'on veut bien les rechercher, très fréquents dans les néphrites et tous les intermédiaires existent entre la diminution à peine marquée de l'activité psychique, de l'association des idées et le coma urémique. A côté de l'urémie gastro-intestinale, à côté de l'urémie dyspnéique, se dresse l'urémie nerveuse. Cette variété d'urémie est la plus importante et cela est dû à ce que rien n'est plus facilement lésé par les poisons de l'organisme que la cellule nerveuse. La

cellule pyramidale du cerveau, d'apparition relativement récente dans le règne animal, les cellules psychiques de Cajal, qui n'existent que
chez l'homme sont plus facilement vulnérables
que les cellules nerveuses de la moëlle épinière,
qui sont plus anciennes et plus stables ; or, ces
dernières sont déjà très sensibles à l'action des
intoxications, si sensibles même que la meilleure
façon d'expliquer les cas de paraplégie consécutive à l'emploi des rayons de Röntgen dans le
traitement des tumeurs malignes, est encore
d'admettre avec Martini (1) que la myélite est
due à une toxémie engendrée par la résorption
d'énormes masses néoplasiques, une série de toxines étant née de la destruction rapide du néo-
plasme.

Nous nous expliquons ainsi les troubles mentaux si fréquents à la suite des maladies du rein.

Le cerveau est, de par sa délicatesse, l'organe
le plus sensible à l'intoxication et cette sensibilité est encore exagérée par certaines conditions,
en particulier l'alcoolisme, et surtout par l'hérédité qui est, comme l'avait dit Trélat, en Psychiatrie « la cause des causes ».

Nous étudierons successivement :

1° *L'Historique* ;

---

(1) MARTINI. — Deux cas de paraplégie consécutive à l'emploi des rayons de Rontgen dans le traitement des Tumeurs
malignes. *Semaine médicale* 1908.

2° *La Pathogénie*, qui nous permettra déjà d'admettre l'existence :

a) de la folie brightique proprement dite,

b) de la folie à forme quelconque apparue à l'occasion du brightisme.

3° *La symptómatologie*, où nous décrirons, avec un certain nombre d'observations à l'appui :

a) l'urémie délirante aiguë ou subaiguë,

b) la folie urémique ou brightique,

c) la folie à forme quelconque chez un brightique.

4° Le *diagnostic*, le *pronostic* et le *traitement*.

HISTORIQUE

Ce n'est qu'à une époque très récente que l'on
a appris à connaître le rôle des affections du rein
et des glandes en général dans l'éclosion et la
marche des maladies mentales. Il faut arriver à
Bouchard et à ses remarquables études sur l'intoxication pour voir des études systématiques
sur les folies consécutives aux lésions des différents organes, sur ce que Régis a appelé les « folies sympathiques » et dont l'étude est une des
caractéristiques de l'école bordelaise.

Lasègue, cependant, avait déjà parlé des troubles psychiques d'origine rénale (1). Il avait insisté sur la stupeur et l'hébétude qui se voient si
fréquemment dans l'urémie. La physionomie du
brightique, dit Lasègue, « exprime une sorte
d'indifférence et son intelligence est plus paresseuse ; les choses peuvent en rester là, et quand

(1) LASÈGUE. — *Archives Générales de Médecine*, 1852.

les symptômes ne dépassent pas ce degré, il semble assez naturel de les attribuer à la débilité qui résulte d'une maladie grave, plutôt que de les classer parmi les accidents cérébraux, si l'apathie n'est pas plus marquée, elle a d'ailleurs ses intervalles, ses alternatives de mieux et de recrudescence ; cependant, il est impossible de méconnaître un ensemble de caractères propres aux albuminuriques et qui se manifestent déjà par l'expression du visage, la démarche, l'absence de préoccupations et surtout de réactions intellectuelles. »

Le mot de « folie brightique » fut prononcé pour la première fois en 1885 par Dieulafoy (1). Ce dernier conclut que la folie brightique n'est pas une folie systématique, ce ne serait pas une folie brightique, mais simplement une folie chez des brightiques.

En 1892, dans les Archives générales de Médecine, Raymond insiste sur les cas de folie survenus chez des brightiques.

Dans sa thèse inaugurale en 1891, Florant étudie les « Manifestations délirantes de l'urémie ou folie brightique ».

Sur 40 cas, on a constaté au cours des autopsies comme lésions cérébrales :

Oedème cérébral. . . . . 5 cas.
Hydropisie ventriculaires. 6 cas.

---

(1) DIEULAFOY. — *Société médicale des Hôpitaux de Paris,* 1885.

Affaissement des circonvolutions................. 2 cas.
Exsudat sur les hémisphè-
res .... 3 cas.
Tassement des corps striés
et des couches optiques. 1 cas.
Congestion des méninges.. 6 cas.
Oedème sous - arachnoïdien
et des méninges........ 4 cas.
Augmentation du liquide
céphalo-rachidien ...... 1 cas.
Athérome des artères de la
base de l'encéphale..... 3 cas.
Rien au cerveau ni aux méninges .... 9 cas.

C'est en 1893 que Régis et Chevalier-Lavaure
présentent au Congrès de la Rochelle leur célèbre
travail sur les auto-intoxications dans les maladies mentales. Ils divisent les troubles mentaux
apparaissant au cours des maladies du rein en
folie brightique proprement dite et en troubles
divers ou folies diverses survenant chez un rénal
et n'empruntant à la lésion rénale aucune forme
particulière. Pour eux, on peut comparer la folie
urémique typique à la folie alcoolique. Toutes les
deux ont, en effet, comme signe : les troubles du
caractère ; les idées de persécution ; les hallucinations ; l'obtusion et la confusion mentales et la
pseudo-démence.

D'après Cullerre, la folie brightique affecte très fréquemment le type de la mélancolie et l'hérédité joue un très grand rôle dans son apparition.

La folie brightique est aussi étudiée à l'étranger. Alice Bennet publie un important travail dans *Aliénist and Neurologist* (1890). « Par maladie de bright, l'auteur entend toutes les maladies rénales et développe les points suivants : 1° les maladies rénales sont très fréquentes chez les aliénés ; 2° l'intoxication urémique est une des causes habituelles de la folie ; 3° cette intoxication peut produire des troubles intellectuels de toute sorte, mais les plus ordinaires sont la dépression mélancolique, les idées de persécution, de crainte ou d'indignité avec ou sans hallucinations ; quelquefois, elle donne lieu à de l'agitation suivie rapidement de prostation physique, parfois cette excitation va jusqu'au délire aigu ; 4° l'intoxication exerce évidemment son action principale sur les centres moteurs ». (Guélou).

En 1892, dans l'*Américan Journal of insanity*, paraissent cinq observations publiées par Tuttle. Trois malades étaient atteints de mélancolie, deux de manie. Les conclusions de Tuttle, qui a examiné les urines de plus de 200 malades, sont les suivantes : 1° la néphrite chronique détermine quelquefois du trouble mental qui est réellement une sorte de folie ; 2° la persistance de l'anxiété et de la dépression peut entraîner des complications du côté des reins ; 3° la maladie rénale peut être transitoire, mais si la folie persiste, elle peut se transformer en néphrite chronique ; 4° contrairement à l'opinion générale, les maladies des reins sont communes chez les aliénés. »

Les mêmes conclusions sont posées, la même année, par Bandurant dans *The Journal of nervous and mental disease*. Pour lui, la moitié au moins des aliénés dans les asiles ont des altérations rénales d'un genre ou d'un autre.

En 1893, Antoni Gilmore écrit dans le même journal « que la folie et la néphrite peuvent être dues à une seule et même cause ; il arrive quelquefois que la néphrite est une conséquence de la maladie mentale ; parmi les symptômes du mal de Bright, on trouve assez souvent la manie et la mélancolie ».

En 1891, dans le *Bulletin Médical*, Joffroy (1) publie une importante étude sur la « folie brightique ».

Il insiste sur le rôle de la prédisposition héréditaire que cette prédisposition soit nerveuse ou vésanique. Les malades atteints de psychose d'origine rénale étaient, au préalable, des « cérébraux ». (Lasègue).

(1) JOFFROY. — De la folie brightique. *Bulletin médical*, 1891, p. 109.

En 1893, au Congrès de la Rochelle, Deny (1) fait un article de communication sur la « pathogénie des folies sympathiques ». Il rappelle les théories de Brown-Séquard sur la sécrétion interne du rein et fait voir comme ces nouvelles théories peuvent bouleverser la conception pathogénique de la folie brightique.

Toulouse (2) publie, en 1894, un important travail sur les troubles mentaux de l'urémie. Il montre que « ce qui se passe dans l'alcoolisme se passe dans les autres intoxications et notamment dans l'intoxication urinaire. Mais avec cette différence que, dans ce cas, on ne sait que grossièrement quel poison est le principal facteur pathogénique, et l'on ignore presque toujours quand, quelle quantité, quelle qualité et combien de temps il s'en répand dans l'organisme. D'ailleurs, l'agent toxique peut disparaître — cela se voit tous les jours dans l'alcoolisme — et les troubles intellectuels n'en continuent pas moins leur évolution, d'après la forme des processus psychiques du sujet. Est-ce que la syphilis, elle aussi, ne provoque pas dans les tissus nerveux des lésions qui, une fois *amorcées*, continuent à s'étendre d'après le seul mode de leurs processus histologiques ?

---

(1) DENY. — Pathogénie des folies sympatiques. *Semaine méd.*, 1893, p. 371.

(2) TOULOUSE. — Troubles mentaux dans l'urémie. *Gaz. des Hôp.*, 1894, p. 649.

En pathologie mentale, il en est de même, et un poison frappant un cerveau prédisposé, des délires systématiques peuvent s'ensuivre qui évolueront d'après leurs processus psychologiques ».

En 1898, U. Gabei et G. Antinori (1), recherchant les altérations des cellules nerveuses dans l'empoisonnement par l'urine, le chlorate de potasse et le carbonate d'amoniaque, concluent du fait de la ressemblance marquée entre les altérations de l'urémie expérimentale et celles de l'empoisonnement par l'urine à la grande probabilité de la doctrine des poisons multiples dans l'urémie.

Guelou (2) consacre, en 1897, à l'importante question des psychoses dans leur rapport avec les affections du rein, sa thèse inaugurale. Pour lui, la forme la plus fréquente de la folie causée par une lésion rénale est la stupeur avec hébétude ou confusion mentale et hallucination ; l'hébétude s'accompagne souvent de phénomènes cataleptoïdes, quelquefois extatiques. Il faut accuser très souvent comme cause de la lésion rénale l'alcoolisme.

Peu après, en 1899-1900, Maurice Faure (3)

---

(1) U. Gabei et G. Antinori. — *Riforma medica*, 1898, vol., II n° 30. p. 349.

(2) Guelou. — Des psychoses dans leurs rapports avec les affections des reins, Thèse de Bordeaux, 1897-98.

(3) Maurice Fauré. — Sur un syndrome mental fréquem-

soutient sa thèse sur un syndrôme mental fréquemment lié à l'insuffisance des fonctions hépato-rénales.

Dans la « psychiatrie contemporaine » (en
russe) de Mai 1907, Sémidaloff (1) reprend la
question des troubles psychiques dans l'urémie.
Il donne trois observations personnelles. Dans
deux cas, le délire urémique allait de pair avec
l'albuminerie et la diminution de la quantité de
l'urine ,surtout au commencement du développe-
ment des phénomènes psychiques. Dans le troisième cas, les symptômse du brightisme ont été
moins accentués. Sémidaloff n'a pas pu constater
une liaison ou un parallélisme entre la diminution ou l'augmentation de l'urine et les symptômes psychiques. Du côté psychique, dans tous les
cas, il a observé le syndrôme de la confusion mentale ; les particularités cliniques dépendaient,
dans les cas considérés individuellement, du terrain sur lequel s'est développée la psychose urémique. Les troubles de la mémoire constatés dans
la première observation (femme de 45 ans) seraient en connexion avec l'artério-sclérose cérébrale vérifiée à l'autopsie, et ayant préalablement
causé un foyer de ramolissement rouge dans la
partie supérieure de la région occipitale droite

ment lié à l'insuffisance des fonctions hépato-rénales, Th. de
Paris, 1899-1900.

(1) *Journal de psychiatrie,* août, 1907.

et de l'hémorrhagie sous-arachnoïdale. L'amnésie dans le deuxième cas s'explique par le terrain hystérique. Sémidaloff pense que les cas cités par lui confirment l'opinion de Bischoff et d'Auerbach, que le délire urémique s'exprime par de la confusion mentale hallucinatoire. Quant au rapport de l'intoxication et des lésions corticales, il faut citer l'article de Balet et Laignel-Lavastine dans l'*Encéphale* (1906, n° 5).

Les lésions de l'écorce dans les psychoses toxiques ne sont pas constantes ; elles ne sont pas inflamatoires mais dégénératives. Chez 31 malades non délirants, ils n'observèrent qu'une fois des lésions cellulaires corticales ; par contre, sur 28 cas de délirants manifestes, il existait 13 fois des lésions certaines (neuronophagie, déformation globulaire, chromatolyse, migration périphérique du noyau deformé). D'où il ressort que, dans les toxi-infections, on ne trouve d'altérations corticales que chez les sujets délirants, que, par contre, souvent le délire existe sans lésions corticales appréciables. Il semble donc qu'il n'y a pas un rapport rigoureux, nécessaire, entre la lésion cellulaire et le trouble mental ; l'un et l'autre exprimeraient chacun à leur manière et dans une certaine mesure indépendamment l'un de l'autre, l'intoxication de l'écorce, c'est, au reste, bien plus la durée d'un processus pathologique que sa cause et son aspect clinique qui modifie l'histologie du cortex (J. Tissot).

PATHOGENIE

La pathogénie des folies brightiques peut se résumer en un mot : intoxication.

Intoxication par les éléments de l'urine. Le mot de « folie urémique » serait plus juste que celui de « folie brightique », car la cause du passage dans le sang des éléments de l'urine peut être : maladies de la prostate et de la vessie, surtout chez les vieillards : troubles névropathiques comme névralgies de la vessie ou spasmes des canaux excréteurs qui peuvent déterminer de la dysurie, de la diminution de la sécrétion urinaire et même de l'anurie (Roubinovitch).

Le rôle de *l'insuffisance rénale* dans l'éclosion des troubles nerveux avaient été déjà noté par les anciens cliniciens Baillou, Van Helmont, Morgagni, Brigt, qui avaient signalé les convulsions et le coma.

Malgré les nombreux travaux d'Addison qui, en 1839, consacrait un volumineux travail aux troubles cérébraux au cours de l'urémie, de

Rayer, Frerichs, Lasègue, Charcot, Lécorché et
Bartels, Jaccoud, Dieulafoy, Landouzy, c'est à
Bouchard que l'on doit la découverte de la pathogénie exacte des troubles mentaux, nerveux et
autres, au cours de l'intoxication urémique.

Il faut ajouter au nom de Bouchard celui de
Brown-Séquard, qui appliqua au rein la féconde
doctrine des sécrétions internes et celui de Teis-
sier, de Lyon.

Avant Bouchard, les théories fort nombreuses
étaient toutes des « théories exclusives », soit la
théorie mécanique de Traube, soit les diverses
théories « d'un seul poison ».

Traube incriminait l'*œdème cérébral* : « L'eau,
non éliminée par le rein, donne l'hydrémie et
celle-ci, favorisée par la forte pression artérielle,
produit l'œdème cérébral. Cet œdème entraine
l'anémie des centres nerveux ». Malgré qu'il
existe fréquemment dans l'urémie des hydropi-
sies multiples et de l'œdème des méninges (Tour-
nier, Lépine) ; les expériences de Rosumelœre,
de Feltz et Ritter ; les faits cliniques d'œdème
cérébral et méningé au cours de l'asystolie ,de
l'hydrocéphalie, sans symptômes d'urémie ; les
autopsies de Frerichs, ont démontré que si la
théorie mécanique de Traube est partiellement
vraie (bons résultats de la ponction lombaire :
Lœper, P. Marie et Guillain, Babinski), elle n'est
pas suffisante.

Nous rappellerons seulement les diverses théories qui ont essayé d'expliquer les troubles de l'insuffisance rénale par la rétention d'un seul poison.

C'est d'abord la théorie de Wilson, qui incrimine la rétention de l'urée ; pour lui, la toxémie uréïque est la seule cause des accidents nerveux. Mais l'urée ne peut être considérée comme un poison (Cl. Bernard, Heischer). Bouchard a montré que, pour tuer les animaux, il faut dix fois plus d'urée qu'on n'en trouve chez les urémiques. De plus, dans des urémies graves, on a vu manquer l'urée (Berthelot et Wurtz).

3° La théorie de Frerichs, qui est un dérivé de celle de Wilson, incrimine l'ammoniémie : « l'urée devient un poison lorsque, soumise à l'action d'un ferment particulier, elle se transforme dans le sang en carbonate d'amoniaque. »

Mais ce sel n'est toxique qu'à forte dose et il n'existe qu'en petite quantité dans le sang des urémiques (Zaleski, Kühne, Rosenstein, Cl. Bernard).

Alors que pour Frerichs la transformation de l'urée en carbonate d'amoniaque se fait dans le sang, pour Treitz elle s'opèrerait dans le tube digestif et son passage dans le sang serait favorisé par les ulcérations qui siègent au niveau des parois intestinales ; à l'appui de cette théorie, Bozzolo citait les expériences de Landois, qui injectait directement le carbonate d'ammoniaque au niveau de la substance nerveuse. 4° Après

l'urée et le carbonate d'ammoniaque on incrimina
les matières colorantes, l'urochrome en particulier (Thudicum), qui serait toxique après s'être
décomposé en uropitine et acide amicholique.
(Mairet et Bosc). 5° Feltz et Ritter crurent à l'intoxication par l'acide urique ou l'acide hippuri-
que dont Bouchard montra l'inocuité.

6° Pour Schottin, ce qui est nocif, ce sont les
matières extractives dues à une oxydation incom-
plète : créatine, créatinine, leucine, tyrosine. « Sa
théorie, dite trop exclusivement de la *créatiné-
mie*, était d'une conception assez large. Pour lui,
les alcalins jouent un grand rôle dans les combus-
tions organiques ; cette alcalinité serait dimi-
nuée chez les brightiques, d'où la formation par
troubles de la nutrition, de ces substances extractives, sortes de cendres qui, par leur accumula-
tion, entraveraient les échanges intra-organi-
ques. Les troubles morbides du mal de Bright
proviendraient donc surtout de l'encombrement
des humeurs et de la mauvaise qualité des échanges. Voit, Chalvet, ont développé après Schottin
cette théorie qui est, en somme, beaucoup plus
étendue que toutes les précédentes et se base sur
une conception fort vraisemblable. Mais ces auteurs ne montrèrent pas assez le rapport entre
cet encombrement des tissus et le défaut de dépu-
ration rénale. D'ailleurs, toutes ces substances
extractives sont fort peu toxiques, et la créatine
n'existe pas dans le sang. La conception générale

n'en persiste pas moins et il se peut que d'autres substances extractives chimiquement mal définies soient toxiques ». (P. Courmont).

7° Pour d'autres auteurs, ce sont les éléments minéraux et surtout les sels de potasse qui sont toxiques ; ici, encore, la théorie est trop exclusive et il existe des résultats contradictoires. Ainsi, les faits de Despine, Lécorché et Talamon montrent qu'il y a un excès de sels de potasse dans le sang des urémiques, tandis que les faits de Horbaczewski et Snyers montrent le contraire.

8° La théorie toute récente de Widal incrimine la chlorurémie. Cette théorie a été soutenue aussi par Bohne, pour qui les accidents nerveux de l'urémie sont dus à une intoxication par le chlorure. Pour Widal, « nombre de phénomènes viscéraux (pulmonaires, nerveux) sont dus à l'œdème interstitiel précédant ou accompagnant les œdèmes périphériques. Cette théorie serait le rajeunissement de la théorie mécanique de Traube, car le chlorure de sodium agit non par sa toxicité, mais parce qu'il « encombre les tissus par l'eau qu'il entraîne ». (P. Courmont). Avec Widal, Raymond Tenneson et Chantemesse ont rajeuni la théorie anatomique de Traube. Ils ont expliqué par l'œdème les paralysies localisées des urémiques. Dupré, Castaigne ont de nouveau montré l'action bienfaisante dans certaines urémies de la ponction lombaire.

9° La théorie générale acceptée aujourd'hui
est la théorie de Bouchard. « C'est la théorie de
la multiplicité des poisons urinaires dépendant
évidemment de la multiplicité des sources toxiques et s'accordant avec la multiplicité des
symtômes toxiques du mal de Bright et de l'intoxication urinaire expérimentale ». (P. Courmont).

Pour Bouchard, les poisons multiples sont :
1° les sels de potasse et les substances organiques
introduits dans l'organisme par les aliments ;
2° les déchets organiques mis en circulation par
la désassimilation incessante des éléments anatomiques ; 3° les sels biliaires et les matières colorantes de la bile ; 4° les alcaloïdes et la série des
corps toxiques provenant des putréfactions intestinales et jouissant chacune d'une propriété
particulière : narcotique convulsivante, hypo-
thermique. Tous ces poisons sont rejetés à l'exté-
rieur normalement par le rein, mais lorsque cette
secrétion ou l'excrétion rénale sont empêchées,
ils s'accumulent dans le sang et causent les phénomènes urémiques. Bouchard a, en effet, démontré que l'urine des malades atteints d'urémie a
perdu, en grande partie, ces divers poisons, car,
injectée aux animaux, elle s'est montrée moins
toxique que l'eau distillée : au mot d'urémie, on
pourrait aussi substituer le mot d'*urinémie*. En
injectant de l'urine dans les veines d'un certain
nombre d'animaux, Bouchard a reproduit expéri-

mentalement la plupart des phénomènes urémiques : dyspnée, myosis, hypothermie. Il est certain que les accidents seront d'autant plus marqués qu'il y aura rétention des chlorures ou suppression, soit de l'action anti-toxique du foie, soit de l'action évacuante de l'intestin.

Si l'urémie, par les poisons multiples de l'urine, peut causer de toutes pièces une psychose, il faut cependant autre chose.

Les cas où la folie est créée exclusivement par l'urémie sont les plus rares. Il en existe cependant où l'on ne peut invoquer aucune prédisposition vésanique ou nerveuse. « Ces symptômes d'ordre psychique constituent en pareil cas un équivalent de phénomènes convulsifs dont l'apparition au cours de l'urémie est due vraisemblablement à la présence dans le sang d'un des nombreux poisons indiqués par Bouchard ». (Roubinovitch).

Mais généralement la folie brightique ne se révèle que chez un prédisposé. « Il n'est nullement prouvé, dit Bouchard, que les phénomènes convulsifs de l'urémie soient constamment en rapport avec la présence d'un poison particulier. Ces décharges nerveuses semblent souvent en relation avec des idiosyncrasies que l'âge, le sexe, le tempérament des malades expliquent beaucoup mieux que l'intervention d'une substance faisant partie du groupe des poisons urinaires ».

Joffroy est exclusif et, pour lui, la prédisposi-

tion existe toujours. La folie brightique n'atteint
que les cerveaux de moindre résistance. Il y aurait pour lui deux variétés de prédisposition :

a) la prédisposition nerveuse commune,

b) la prédisposition vésanique.

« Dans le premier cas, l'intoxication urémique
peut créer de toutes pièces le délire, parce que le
cerveau simplement moins résistant, mais sans
tares vésaniques, subit directement l'influence
du poison brightique, qui détermine en lui une
perturbation de la nutrition avec sa conséquence :
le délire ; ce dernier porte alors le cachet de l'urémie et mérite le nom de *folie brightique* proprement dite.

« Les choses se présenteraient tout autrement
en cas de prédisposition dite vésanique. Là, le
cerveau frappé d'une tare préexistante et latente,
manifeste cette dernière, à l'occasion de l'intoxication urémique, sans que le poison ait un rôle
effectif dans la symtómatologie et l'évolution du
délire, c'est de la folie non pas brightique, mais
de la folie *à forme quelconque à l'occasion du
brightisme*. Avec la prédisposition nerveuse commune, l'urémie est la cause efficiente, principale,
du délire ; avec la prédisposition vésanique, elle
ne constitue plus qu'un facteur occasionnel et
banal ».

Tous les prédisposés au nervosisme seul ou à
la vésanie présentent d'ailleurs une très grande
sensibilité aux intoxications. Chez un fou chro-

nique, il suffit d'une constipation pour provoquer un accès de délire aigu. La constipation peut encore créer des attaques épileptiformes ou apoplectiques chez les paralytiques.

Cullerre (1) se demande si les morts subites qu'on observe si souvent dans les familles d'héréditaires vésaniques ne seraient pas dues, quelquefois, à une attaque d'urémie passée inaperçue et sidérant un cerveau particulièrement peu résistant.

Pierret, à côté de la prédisposition héréditaire, place la prédisposition acquise. Ce sont des malades ayant eu pendant leur existence antérieure une lésion cérébrale, ayant subi un traumatisme, etc...

Cette influence de la prédisposition dans l'éclosion d'une psychose au cours des affections rénales, nous permet de comprendre, en outre, le rôle des causes morales.

« L'influence des chocs moraux sur les intoxications est bien connue dans l'alcoolisme et dans la folie puerpérale ; elle doit être invoquée également dans un certain nombre de folies urémiques ». (Guelou).

L'introduction d'une substance toxique dans l'organisme peut, en fatiguant le rein, dévoiler rapidement son insuffisance et une folie brighti-

---

(1) Cullerre. — De la mort subite dans ses rapports avec l'hérédité névropathique, *Annales médico-psycholog.*, 1892.

que peut apparaître à l'occasion d'un excès alcoolique. Spigaglia (1) a soutenu d'ailleurs que le délire alcoolique était un délire urémique.

En résumé, nous pouvons conclure avec Roubinovitch : « Les sujets à tares névropathiques ou vésaniques, héréditaires ou acquises (les « cérébraux » de Lasègue (2)), sont naturellement très sensibles à tous les poisons oxogènes ou endogènes. L'intensité de ces tares variant à l'infini, on conçoit facilement des cas dans lesquels l'intoxication urémique seule est impuissante à produire des troubles mentaux, tandis que, aidée d'une émotion violente, d'une intoxication alimentaire (alcool) ou médicamenteuse, d'une infection intercurrente (puerpéralité), elle arrive à provoquer la folie ».

Comme lésions de la cellule cérébrale Parhon et Papinian (3) ont vu « des altérations des grandes cellules pyramidales de l'écorce cérébrale, consistant en gonflement de la cellule, fragmentation et même disparition de sa substance chromatique, amincissement des fibrilles nerveuses qui se laissent mal imprégner par l'argent. Ces

---

(1) SPIGAGLIA — De la folie urémique ou folie rénale 1891.

(2) PARHON et PAPINIAN. — *Société anatomique de Bukarest,* 19 mars 1906.

(3) PARHON et PAPINIAN. — *Société anatomique de Bukarest,* 19 mars 1906.

fines altérations peuvent expliquer les symptômes nerveux de l'urémie ».

La théorie récente de Brown-Séquard sur la sécrétion interne du rein permet d'admettre que les folies brightiques et les lésions cérébrales dont nous venons de parler, sont causées en partie par l'abolition de cette sécrétion interne. L'existence de cette sécrétion interne a permis à des malades de supporter des anuries de dix, douze et même dix-sept jours (Bénédikt, Holtz). « Si, comme le dit et le soutient aujourd'hui M. Brown-Séquard, cette conception est vraie, non seulement pour les glandes à sécrétion purement interne, mais aussi pour les glandes à sécrétion externe telles que le rein, le foie, le pancréas, le testicule, etc..., on voit que ce n'est plus seulement la pathogénie de la folie urémique ou de la folie brightique qui se trouve bouleversée, mais celle de toutes les folies viscérales en général. Ce serait, en un mot, à un trouble de la sécrétion fonctionnel ou organique, temporaire ou permanent, des différentes glandes de l'organisme que ces folies devraient être rattachées.

Bien entendu cette théorie n'a rien d'inconciliable avec celle de l'hérédité ou de la prédisposition ; il va de soi, au contraire, que ces théories se complètent l'une l'autre et se prêtent un mutuel appui. (Deny) (1).

(1) DENY. — Pathogénie des folies sympathiques. IVᵉ Congrès de méd. ment. La Rochelle. Août 1893.

SYMPTOMATOLOGIE

Ici, comme dans toutes les maladies mentales, à côté de l'état psychique, il faut faire une place à l'état somatique.

Symtômes physiques

Il est souvent facile de voir les divers signes de brightisme : polyurie, albuminerie, cylindres urinaires, hypertension artérielle, bruit de galop, anasarque, épistaxis répétées, accès de dyspnée, céphalée persistante, poussées d'œdème pulmonaire, crampes, rétinite hémorrhagique, etc... et alors le diagnostic s'impose — si la néphrite survient au cours d'une maladie infectieuse, elle s'annonce par des œdèmes, douleurs des reins, albumineries, cylindres.

Lorsqu'on a affaire à un obstacle mécanique à l'excrétion urinaire (1), le diagnostic de la cause

(1) Russel. — *Méd. Times and gaz*, 3 mai 1879.

est en général assez facile. C'est un malade par exemple ayant eu des coliques néphrétiques et qui, comme celui de Russel, présente pendant deux semaines de l'anurie et un délire nocturne, anurie et délire ayant disparu en même temps. Lorsque l'anurie est d'origine réflexe, on peut se demander avec Toulouse quelle part revient à la douleur dans la production de ces troubles mentaux.

Lorsque la compression des uretères est due à une tumeur du bassin (voir thèse Uteau, Paris), Kovatcheff (Toulouse) ; on voit à côté des signes que donne la tumeur survenir l'anurie, l'œdème des membres inférieurs. Le rein dans ce cas est très souvent lésé et l'on est obligé d'expliquer les troubles psychiques à la fois par la suppression de la sécrétion et par la suppression de l'excrétion. Alling (1) a publié l'observation d'une femme dont l'aspect était celui d'une mélancolique et chez laquelle on trouve les deux uretères perdus autour de l'utérus, dans le tissu rétracté qui était le reliquat d'une ancienne périmétrite.

Enfin, lorsque les troubles psychiques apparaissent à la suite d'empoisonnements urineux dus à de fausses routes uthérales, à des érosions de la muqueuse ou à des phénomènes de résorp-

---

(1) ALLING. — Urémie à forme lente insidieuse. *Bull. de la Soc. anat.* 1869, p. 100.

tion au cours de cystites chroniques, on reconnaît ces empoisonnements à leurs signes propres, sans savoir cependant la part qui revient dans l'éclosion de la psychose à l'empoisonnement urineux ou aux toxines microbiennes.

Le diagnostic est plus difficile lorsque les troubles mentaux apparaissent alors que rien ne faisait prévoir une lésion rénale.

Dieulafoy (1) a donné l'observation d'une brightique chez laquelle des troubles intellectuels apparaissent en l'absence des grands symptômes de l'urémie. Déjà, en 1883, Bouveret avait cité des observations où le délire avait été le principal symptôme de l'urémie. Il faut dans ce cas rechercher tous les petits accidents du brightisme (Dieulafoy 2), (Bouveret).

Parmi ces symptômes de début d'un mal de Bright, Bouveret a bien insisté sur : l'accélération habituelle du pouls qui est à 90, 100 ou même 120 pulsations : l'exagération de la tension artérielle. La radiale roule sous le doigt ; elle paraît plus superficielle et plus volumineuse, bien qu'elle ait conserve toute son élasticité et ne soit nullement rigide : l'oppression modérée ; les râles sous-crépitants aux deux bases qui indiquent un léger œdème pulmonaire ; une sensation de

(1) DIEULAFOY. — De la folie brightique.
(2) DIEULAFOY. — Etude sur le brightisme. Acad. de méd., 6 juin 1893.

lassitude habituelle que le régime carné, l'alimentation substantielle et l'usage des boissons alcooliques font augmenter.

Après ces signes de début, apparaissent les « petits accidents du brightisme de Dieulafoy » : pollakiurie, sensation de doigt mort ; troubles auditifs ; démangeaisons (1) cryesthésie ; crampes aux mollets survenant surtout la nuit ; secousses réveillant le brightique dans son premier sommeil ; épistaxis légères, matutinales et répétées ; signe de la temporale.

Dieulafoy établit une fois le diagnostic de psychose brightique par l'hypotoxicité des urines.

« Dans quelques faits, dit Toulouse, le délire est un symptôme du début d'une néphrite chronique. Mais ordinairement — peut-être aussi parce que dans les autres cas son étiologie est ignorée — il apparaît dans l'insuffisance rénale confirmée. On l'a cité comme complication des principales formes urémiques ; et il semble qu'il se montrerait plus fréquemment dans les urémies à forme nerveuse, comateuse ou convulsive. On sait, d'autre part, que l'éclampsie puerpérale, qui est bien proche de l'urémique, éveille souvent, quoique pas d'une façon nécessaire, les troubles

(1) MATHIEU. — Des démangeaisons dans le mal de Bright. Th. de Paris, 1882.

délirants. On conçoit d'ailleurs que tout ce qui frappe fortement le système nerveux soit bien près de pervertir les processus psychiques ».

Les troubles psychiques sont loin de présenter un rapport constant avec l'albuminerie. Cette dernière, en effet, peut manquer dans certaines néphrites interstitielles, dans l'urémie par compression ›.es voies excrétoires de l'urine ; enfin, il peut exister des albumineries indépendantes de lésions rénales.

Le délire peut apparaître à toutes les périodes et dans toutes les formes de l'urémie.

« Il suffit que la dose d'intoxication suffisante — et nous ignorons à quel moment elle l'est — soit atteinte, pour qu'un cerveau prédisposé — et pouvons-nous le diagnostiquer par avance — ? soit troublé dans ses fonctions intellectuelles.

On ne doit comparer l'urémie à aucune des maladies qui, comme la variole, la pneumonie ou l'influenza, ont à parcourir un chemin plus ou moins tracé. Pouvant frapper tous les viscères, et ses conditions pathogéniques étant de durée essentiellement variable, elle surprend toujours par ses attaques, ses manifestations et sa marche. Aussi, le delire paraît-il un incident isolé et sans racines dans le passé morbide du sujet. Outre l'intoxication cérébrale, qui doit le plus souvent le provoquer, mais dont on ne connaît pas les conditions, un autre symptôme de l'urémie, la dyspnée, l'œdème ventriculaire, la stase des vaisseaux de l'encéphale, peuvent tout aussi bien le déterminer.

D'utre part, les formes viscérales de l'urémie et la nature de l'insuffisance rénale n'ont, le plus souvent, pas d'action sur la variété ou la durée du délire. » Toulouse (1).

Symptômes psychiques

Nous étudierons :

1° L'urémie délirante aiguë ou subaiguë, encore appelée délire urémique aigu ou subaigu ;

2° La folie urémique ou brightique proprement dite ;

3° La folie à forme quelconque chez un brightique.

1. — Urémie délirante aiguë ou subaiguë.

Ces cas s'observent fréquemment dans les hôpitaux. Ce sont des malades présentant les signes de début et les petits accidents du brightisme. A ces signes somatiques s'ajoutent un délire accompagné de céphalalgie et simulant le délire alcooli-

(1) TOULOUSE. — Des troubles mentaux dans l'urémie. *Presse médicale* 1891, p. 649.

que ; des hallucinations et des illusions visuelles
et auditives. Le malade « rêve tout haut des choses de son travail ; il veut descendre du lit pour
arranger ceci ou cela ; il cause à ses camarades,
commande son ouvrage, met la main à la pâte.
Cet état hallucinatoire s'accompagne souvent de
confusion dans les idées, d'affaiblissement de la
mémoire, d'impossibilité de fixer l'attention,
d'agitation motrice et parfois de phénomènes épi-
leptoïdes ou cataleptiformes. L'évolution de cette
sorte de confusion mentale hallucinatoire urémique peut être aiguë ou subaiguë .Sa terminaison
est subordonnée à la maladie générale qui a créé
l'urémie. Le délire hallucinatoire continuel, s'accompagnant de mouvements carphologiques,
semble généralement présager un dénouement
fatal ». (Roubinovicth) (1).

Dans ces cas de folie brightique aiguë, la *confusion mentale aiguë* s'accompagne souvent de
stupeur, de délire aigu (Cullerre, Marchand), de
fièvre. Elle présente parfois des symptômes choréiformes (Maggiotto), des attitudes cataleptoïdes, de la catatonie. D'après Brissaud et Lamy,
Latron, Bischoff, Cullerre, Régis et Lalanno, ces
derniers troubles se présentent surtout dans l'intoxication d'origine rénale. « La psychose urémi-

---

(1) ROUBINOVITCH. — Troubles mentaux dans les auto-intoxications.

que, dit Régis (1), ressemble alors absolument à
la démence précoce à type catatonique, au point
qu'on est en droit de se demander si elle ne se
confond pas avec elle ».

2. — *Folie urémique ou brightique proprement dite.*

Pour comprendre ce qu'on entend comme folie
brightique proprement dite, il faut rappeler la
classification de Joffroy (2), qui divise les variétés cliniques des délires urémiques en trois grou-
pes : 1° ceux qui apparaissent à l'occasion d'une
néphrite aiguë au cours d'une maladie infectieuse par exemple et qui n'appartiennent pas
proprement à l'aliénation mentale ; 2° ceux qui
sont créés par les troubles somatiques du mal de
Bright dont ils sont une des manifestations et
qui constituent ainsi la vraie folie brightique ;
3° ceux qui sont seulement provoqués par les dé-
sordres brightiques, agissant sur des cerveaux à
prédisposition vésanique et éveillant, d'une façon tout occasionnelle des psychoses qui évoluent
ensuite à leur manière.

Toulouse (3) fait constater qu'on pourrait ad-

(1) RÉGIS. — Précis de Psychiatrie.
(2) JOFFROY. — De la folie brightique. *Bullet. Médic.* 1891,
p. 109.
(3) TOULOUSE, — Troubles mentaux de l'urémie, *loc. cit.*

mettre dans la deuxième catégorie (vrais délires brightiques) ceux de la première classe, lorsqu'ils paraissent sous la dépendance de l'intoxication urémique provoquée par la néphrite infectieuse. Ces troubles ont la symptômatologie du délire brightique aigu ou subaigu dont nous avons déjà parlé.

Les délires chroniques créés par le brightisme, le délire brightique proprement dit, sont des délires diffus, les délires systématisés étant non pas des délires créés par l'urémie, mais délires provoqués par elle, sur un cerveau déjà débile ; les délires évoluent pour leur propre compte comme nous le verrons dans la troisième catégorie.

Le délire brightique proprement dit, lorsqu'il n'a pas une évolution rapide, affecte la forme de la confusion mentale hallucinatoire. « Les souvenirs, les sensations nouvelles, tout se confond dans un pêle-mêle où rien ne peut s'organiser. Le pouvoir de synthèse qui, dans l'esprit sain, classe, compare les images, les ramène à une personnalité principale et en tire des jugements exacts, est très diminué ou aboli. Il en résulte pour les malades, une incapacité absolue de percevoir les choses telles qu'elles sont et de se servir utilement de leur mémoire. L'attention est nulle ou très difficile ; toutefois, il est rare que, même dans les cas de plus grande confusion, on ne puisse ,en parlant avec autorité au malade, lui faire comprendre une question simple et obtenir de lui une courte réponse assez raisonnable. Les paroles, réflétant les pensées qui naissent et s'entrechoquent sans arriver à s'unir, sont incohérentes.

Par suite de cet affaiblissement du pouvoir de synthèse, et probablement aussi par suite de l'irritation des nerfs sensoriels ou tout au moins de leurs centres, des hallucinations et des illusions se produisent, s'ajoutant au désordre général de l'esprit. Des impulsions motrices surviennent aussi quelquefois et font agir le malade qui se livre à des gestes inoffensifs ou violents, éclats de rire, ou encore sanglots sans motif apparent. Il débite des phrases qui ne sont liées entr'elles que par des associations grossières de sons ou qui répondent à des sensations actuelles, mais le tout sans ordre et sans orientation logique.

Ces discours incohérents donnent l'idée d'une débâcle d'images, de souvenirs, de sensations, lachés sans idée directrice, au petit bonheur de l'automatisme psychologique. L'éducation et les instincts naturels plus ou moins bien réprimés par elle, le caractère, les connaissances acquises et les préoccupations professionnelles fournissent la matière et la forme des verbiages et des hallucinations ainsi que le mode des réactions motrices. Ce sont aussi les éléments pathogéniques de ces idées étiquetées ; ambitieuses, mystiques, érotiques, mélancoliques, de suicide, de persécution ou autres, qui apparaissent brusquement et sans cohésion et manifestent par instant, sous une forme grossie, les pensées habituelles et les tendances émotionnelles du moi délirant ».

Telle est la remarquable description qu'en fit Toulouse en 1894. Cette confusion mentale hallucinatoire d'origine brightique guérit avec la disparition de l'intoxication urémique ; cependant, il reste quelquefois quelque idée fixe.

Nous pourrions, avec Régis (1), appeler le délire brightique *délire onirique* ou délire de rêve.

Ce délire de rêve se retrouve dans la plupart des intoxications et des infections. On y voit comme dans tout délire onirique un élément confusion et un élément délire.

A la confusion mentale appartiennent l'obtusion, la désorientation de l'esprit, l'hébétude, et, consécutivement, l'amnésie avec démence temporaire ou définitive (Régis).

Quant au délire, il naît d'abord dans le sommeil, puis, à un degré plus marqué, persiste pendant le jour. C'est un *rêve prolongé*, entrecoupé de scènes de la vie familiale ou professionnelle. Les idées fixes qui survivent quelquefois à la confusion mentale hallucinatoire brightique peuvent être considérées comme des idées fixes post-oniriques. Ce délire est un délire du type polygonal (Grasset). L'analogie du délire urémique et

(1) Régis. — *Communic. à l'Acad. de Médecine*, 7 mai 1901.

du délire alcoolique que Lasègue a depuis longtemps qualifié de rêve, avait déjà été notée par
Florant (1) et Spigaglia (2).

Spigaglia s'était même demandé « si la plupart
des délires toxiques, alcoolique, saturnin, puer-
péral, ne sont pas déterminés par l'intermédiaire
de lésions rénales concomitantes. » Chevalier-
Lavaure et Régis (3), Bischoff, Jacobson, Vigouroux et Juquelier insistèrent aussi sur cette similitude. Comme pour le délire alcoolique, en
effet, il y a ici des délires aiguës : *confusion mentale aiguë* déjà vue ; et des délires chroniques :
confusion mentale simple.

La folie brightique chronique peut, comme
l'alcoolisme chronique, simuler la démence, en
particulier, la *démence paralytique*. Plus que
toutes les autres intoxications, l'intoxication urémique peut, en effet, créer ce processus symptô-
matique qu'on a appelé *pseudo-paralysie générale*. L'embarras de la parole dans le délire bright-
tique avait déjà été signalé par Holsey (4) dans
sa thèse en 1872, à propos d'un cas de néphrite
scarlatineuse.

(1) FLORANT. — Des manifestations délirantes de l'urémie.
Th. de Paris, 1891.

(2) SPIGAGLIA. — De la folie urémique ou folie rénale 1891.

(3) RÉGIS et CHEVALIER-LAVAURE. — C. R. du Cong. de la
Rochelle 1893.

(4) HOLSEY. — Essaie sur l'urémie. Th. de Montpellier 1873.

Kid (1), Brissaud, Lamy ont retrouvé cet embarras de la parole dans la néphrite. D'autre part, les cas de folie brightique publiés par Hösslin, Bauby (2), Bischoff, Joffroy, Bruns, Berckley ressemblaient singulièrement à la paralysie générale. D'après Bruns, ces pseudo-paralysies générales présenteraient des signes qui ne rentrent pas dans le cadre de la paralysie générale comme vomissements fréquents : inappétence ; accès d'asthme ; albuminerie surtout. Il faut aussi signaler l'absence de troubles pupillaires et de syphilis préalable, et les résultats heureux du traitement du mal de Bright.

« Cette notion de la pseudo-paralysie brightique, dit Régis, a d'autant plus d'importance que certains auteurs ont été jusqu'à rapprocher et à assimiler presque la paralysie générale et le brightisme. C'est ainsi que Bristowe, après avoir constaté la fréquence du rein granuleux contracté dans la paralysie générale et la similitude des lésions vasculaires dans la paralysie générale et dans l'affection rénale, conclut finalement que les deux maladies ont entr'elles des rapports de dépendance si singulièrement étroits que, selon toute probabilité, elles ont une commune origine ».

---

(1) Kid. — De l'hérédité du mal de Bright. *The practionner*, août 1882.

(2) Bauby. — Obs. in. th. de Florant, Paris 1891.

3° *Délires systématisés dont le mal de Bright
n'est que la cause occasionnelle chez un héréditaire vésanique.*

Ce sont : des *délires mélancoliques.* Dieulafoy
a publié l'observation d'une femme qui était atteinte de mélancolie avec sitiophobie. Elle s'accu-
sait de crimes et voyait dans les étudiants en
médecine du service des bourreaux qui venaient
la chercher. Une malade de Bouvat (1), atteinte
de mélancolie anxieuse, disait : « On veut me
tuer ; c'est une pitié ! » Elle se croyait empoi-
sonnée et avait des idées de négation, disant que
si son cœur s'arrêtait, c'était parce qu'elle n'avait
plus de sang.

. Mabille (2) observa une malade qui avait des
impulsions en rapport avec l'albuminerie.

Le délire brightique peut affecter parfois la
forme de la *manie.* Le malade, dit Ball (3), est
atteint d'un délire fiévreux, pousse des cris, se
porte à des violences, profère des obscénités ; il
est pris, en un mot, d'une agitation des plus in-
tenses ».

(1) BOUVAT. — Essai sur l'urémie délirante, Th. de Lyon,
1883.

(2) MABILLE. — Lypémanie avec albuminerie. *Ann. méd.
psych.* 1885, p. 236.

(3) BALL. Leç. sur les mal. mentales 1880. p. 591.

Toulouse dit que les véritables *délires systéma-*
tisés religieux, ambitieux ou de *persécution*, sont
très rares dans l'empoisonnement urémique.
Lorsqu'on étiquette *délire de persécution*, ce sont
généralement des mélancoliques qui ont peur
qu'on les tue. Si l'on voit des idées religieuses,
ambitieuses ou autres, c'est parce que souvent la
loquacité du malade est extrême.

« Il semble, écrit Toulouse (1), que les délires
systématisés exigent une certaine lucidité d'esprit, un certain pouvoir de synthèse psychologique, qui sont généralement absents ou diminués
dans les états urémiques, dans lesquels domine
une psychasténie aiguë. Il est pourtant possible
qu'une intoxication urinaire laisse, après l'ébran-
lement qu'elle cause dans l'organisme, un trouble
dans le fonctionnement des facultés intellectuelles qui se manifestera par un ensemble de con-
ceptions délirantes réunies en un système auquel
le sujet rapportera toutes ses sensations et toutes
ses idées ».

Un délire systématisé indéniable dont l'urémie
a été la cause occasionnelle a été le cas de *délire*
du doute observé par Raymond (2). La malade,

(1) TOULOUSE. — Troubles mentaux dans l'urémie, *loc. cit.*
(2) RAYMOND. — Relations de l'albuminerie avec les psychoses à propos d'un cas de folie du doute coïncidant avec
une néphrite chronique. Un nouveau cas de folie brightique.
Soc. de méd. des Hôpitaux, séance du 13 juin 1890, n° 20, p. 538.

4

qui n'avait pas d'antécédents héréditaires, fut
prise à soixante-cinq ans de ces troubles mentaux. Ainsi, elle remontait trois fois dans sa
chambre pour vérifier si elle avait bien éteint son
feu. Ces doutes la prenaient pour tout acte
qu'elle avait accompli et survenaient par accès.
Le sujet était une brightique ; et quand, sous
l'influence du traitement, l'albuminerie diminuait, la tendance au doute disparaissait de l'esprit et vice-versâ, ce qui montrait bien que les
troubles psychiques étaient sous une certaine dépendance de la lésion rénale.

DIAGNOSTIC = PRONOSTIC
TRAITEMENT

Les folies brightiques sont des psychoses toxiques ; elles ont, en effet, toutes les caractéristiques de ces psychoses ; confusion mentale, hébétude ; délire du rève ; état démentiel parfois, etc. Ceci ne se discute pas.

Il est plus difficile a établir la cause précise de l'intoxication. A-t-on affaire à une psychose alcoolique (d'autant que l'alcool lèse fréquemment les reins), à un auto-intoxication d'origine hépatique ou d'origine intestinale ?

Ceci est d'autant plus délicat à discerner que maintes fois les auto-intoxications les plus diverses sont associés, qu'il y a des « polytoxies » alcoolo-rénales, gastro-entéro-rénale, hépato-rénale (Maurice Faure). Cependant, lorsque la psychose apparaît avec l'affection rénale, évolue, grandit et diminue avec cette affection, lorsque l'influence de la lésion du rein a été recherchée par l'examen clinique détaillé, les analyses fréquentes des urines, la cryoscopie, l'épreuve de la glycosurie alimentaire et du bleu de méthylène, on peut conclure à l'existence d'une folie brightique, si cette folie toxique présente des attaques éclamptiques et hystériques ou des attitudes cataleptoïdes, on pourra affirmer l'intoxication d'origine rénale.

Lorsque, au cours d'une psychose autonome, une auto-intoxication d'origine rénale apparaît, elle ajoute aux signes propres de la psychose : l'hébétude et la stupeur (Guélou).

Le *pronostic* est grave, parce que, de toutes les auto-intoxications, l'intoxication rénale est la plus sérieuse et se termine souvent par la mort. Lorsqu'elle guérit, on voit subsister fréquemment de l'amnésie, de l'obtusion, de la diminution psychique. Généralement, dans le mal de Bright chronique, le malade reste un confusionnel avec des poussées aiguës, coïncidant avec des poussées d'insuffisance rénale plus accentuée ; il prend parfois l'aspect d'un dément précoce à type catatonique.

Lorsque la maladie rénale guérit, la pyschose brightique proprement dite rétrocède, mais récidive avec les lésions de la glande.

Lorsque le délire urémique prend l'aspect démentiel ou simule une paralysie générale, les altérations intellectuelles sont plus marquées et la guérison moins facile.

Le *traitement*, comme dans les autres psychoses par intoxication est ici le traitement de la cause : régime lacté, diurétiques, purgations, saignées.

« D'habitude, dit Régis, l'amélioration de la psychose coïncide avec la diminution ou la disparition des éléments anormaux de l'urine, notamment de l'albumine, mais surtout, ainsi que je l'ai constaté bien des fois avec le relèvement du taux urinaire. Il n'est pas rare de voir la quantité d'urine des vingt-quatre heures tomber au-dessous de 800, de 600 et même de 400 centimètres cubes au moment qui précède l'apparition des troubles psychiques, et, par suite, de voir cette quantité d'urine s'élever, comme dans une sorte de débâcle salutaire, au-dessus de 2,000 centimètres cubes, lors de l'amendement des troubles psychiques ».

Dieulafoy avait essayé les injections de liquide rénal de bœuf.

Vigouroux a proposé le suc rénal et la ponction lombaire.

Faut-il envoyer les urémiques délirants dans un asile ?

Toulouse est de cet avis : « Sans doute, dit-il, si les troubles intellectuels sont de quelque durée. La division entre délires symptômatiques et délires vésaniques n'existe pas en pratique : brightique ou alcoolique, un délirant est incapable de vivre la vie sociale, c'est-à-dire est un aliéné et comme tel passible d'une séquestration. Dès que les troubles psychopathiques sont de quelque intensité ou de quelque durée, ils deviennent justiciables du traitement de l'asile ».

OBSERVATION PREMIÈRE

Folie aiguë due à une insuffisance rénale passagère au cours d'une fièvre typhoïde.

(VOIVENEL : *Deux cas de folie brightique* : Communication à la Société anatomo-clinique de Toulouse, du 6 juillet 1908, in *Toulouse-Médical*).

Cette folie est bien une « folie rénale », car le délire apparut en même temps que l'albumine dans les urines et disparut avec elle.

Jeune fille, 24 ans, ne présentant pas d'antécédents héréditaires vésaniques, ayant dans sa famille, comme antécédents nerveux, un grand père atteint de tremblement sénile marqué.

Elle est atteinte, en fin février 1908, de fièvre typhoïde et doit s'aliter le 27 février.

Teint pâle, légèrement terreux, tâches rosées, ballonnement du ventre, gargouillement dans la fosse iliaque droite ; température, le 27 février : 39° ; atteignant les jours suivants : 39°5 et 39°9 ; pouls oscillant entre 112 et 120.

Depuis une dizaine de jours, la malade, avant

de se coucher, était abattue ; elle avait présenté trois épistaxis, se plaignait de céphalalgie et de rachialgie ; pas d'ulcérations de Duguet.

Urines rares et foncées, mais *pas d'albumine*.

La malade est traitée par le régime lacté et bains froids entre 20° et 25° lorsque la température depasse 39°, potion d'acétate d'ammoniaque dont on donne une cuillerée après chaque bain. La maladie évolue normalement sans complications nerveuses ou autres ; il existe sur les deux poumons des lésions de bronchite qui se traduit par ses râles ordinaires sans dyspnée, sans congestion pulmonaire.

Le *6 mars*, nouvelle analyse d'urine : pas d'albumine.

Le *18 mars*, la fièvre qui descendait en lysis depuis le 14, est à 38° le soir et 37°4 le matin.

Le *20 mars*, les parents de la malade commettent l'imprudence de lui donner à manger : une aile de poulet et du saucisson avec du pain, malgré toutes les recommandations déjà faites.

Le *25 mars*, on nous fait appeler parce que, me dit-on, la malade est devenue *folle*.

Nous nous trouvons en présence d'une malade hébétée, obtuse, ne répondant pas à nos questions qu'elle n'a pas l'air de comprendre. Elle a l'air de suivre un rêve, et, par moments, se dresse sur le lit, regardant fixement devant elle, montrant quelque chose avec le doigt et disant : du fil... vite c'est pressé... il faut faire à la machine à coudre.

Puis, ses doigts sur les draps ont le geste machi-
nal de l'ouvrière qui fait courir l'étoffe sous l'ai-
guille de la machine à coudre.

La malade ne voit rien de ce qui se passe autour d'elle, n'entend rien ; à peine a-t-elle l'air
d'essayer, mais vainement, de comprendre une
question impérative. La nuit précédente, la malade s'était agitée et bouleversée, la figure terri-
fiée, en proie sans doute à un cauchemar sinistre.

Cette malade présentait à ce moment un état
de *confusion mentale hallucinatoire aiguë* typique.

Elle a du rêve, ce rêve s'objective à l'état d'hallucination ; puis elle vit son rêve. Elle présente
de l'automatisme psychologique. C'est son poly-
gone inférieur qui agit ; elle a du délire polygonal (Grasset).

Les urines analysées montrent 4 grammes d'albumine par litre. La fièvre est remontée à 40°, le
pouls à 120. Régime lacté.

Les jours suivants, nous assistons à la diminution de cet état aigu de confusion mentale, comme
un déroulement en sens inverse de la psychose.
La malade a des cauchemars, continue à parler
de travail de couture et de machine, paraît en
une série de phrases incohérentes rêver à des
soucis de famille, mais ne paraît « folle » à la
famille que la *nuit* surtout, et le matin (quoique
moins).

Le *30 mars*, l'albumine n'est qu'à l'état de traces.

Le *2 avril*, à peine. Le *10 avril*, pas d'albumine. Depuis le *5 avril*, la malade n'a présenté ni délire, ni cauchemar.

OBSERVATION II

Folie brightique proprement dite

(Voivenel : *Deux cas de folie brightique* in *Toulouse-Médical*, 1908).

P. R..., 55 ans.

A. H..., mère nerveuse, d'un tempérament irritable, père mort goutteux.

A. P..., pas de maladie infectieuse, gros mangeur et gros buveur, malade d'aspect arthritique : gros, chauve, rouge, artério-scléreux.

A présenté, il y a deux ans, les petits signes du brightisme. On analysa les urines à ce moment et on trouva des traces d'albumine.

Depuis, les analyses faites tous les trois mois ont toujours révélé de légères traces d'albumine.

Depuis une quinzaine de mois, la femme du malade a remarqué que l'intelligence de son mari diminue. Il rêvasse très souvent après les repas. Amnésie, dépression, irritable.

Il eut, il y a 8 mois, une grippe pendant laquelle il délira, *l'albumine ayant augmenté dans les urines.*

Nous vîmes ce malade, en mai 1908, à propos d'une angine aiguë et d'un état délirant assez marqué.

Anorexie, état saburral de la langue, en céphalalgie, fièvre 39°3, pouls 125, angine érythémateuse, urines foncées présentant 3 gr. 50 d'albumine par litre, artério-sclérose, hypertension, bruit de galop. Le malade délire surtout la nuit. Il voit et entend des voleurs, demande un revolver. Il parle avec incohérence d'un procès de famille engagé. En un mot : incohérence, hallucinations, paroles et gestes commandés par les habitudes du malade qui est propriétaire et très dur pour ses débiteurs.

Ses troubles psychiques habituels, ses rêves nocturnes, son obtusion, qui existent lorsque l'albuminurie est à peine sensible, se sont subitement élevés avec le taux de l'albumine. Le malade fait de la confusion mentale hallucinatoire, causée par son mal de Bright, augmentée par l'accroissement subit de l'insuffisance rénale aidée d'un état infectieux. L'amygdalite disparut en huit jours, mais l'albumine resta entre 3 gr. et 1 gr. 50 par litre pendant une vingtaine de jours. *La confusion mentale persista ainsi que l'albumine.*

M. N... est revenu à son état physique normal depuis une dizaine de jours seulement et ce n'est que depuis ce temps-là qu'il ne présente, comme signes psychiques, que sa légère obtusion et son insomnie relative habituelles.

OBSERVATION III

(In Guelou) (1)

Catherine B..., veuve D..., cinquante-six ans, sans profession, mère de trois enfants bien portants, est admise, le 28 février 18... ; antécédents héréditaires : inconnus ; antécédents personnels : on la dit sujette à des accès d'asthme. Après la perte de son mari, elle est tombée dans la misère la plus profonde et ce serait la seule cause de son état mental actuel. Délire mélancolique, à forme typique : elle est perdue, on va la conduire au supplice ; on l'accuse d'avoir tué son mari ; elle pleure, gémit, pousse des cris : « Ce n'est pas moi qui l'ai tué ! ». Gémissements continuels. L'intelligence paraît affaiblie ainsi que la mémoire. Elle a fait deux tentatives de suicide. Parfois, elle a des hallucinations terrifiantes, elle se croit poursuivie par les bourreaux, cherche à fuir, manifeste une terreur panophobique et un désespoir violent.

De temps en temps, elle présente de violents

(1) Guelou. — Des psychoses dans les affections des reins. Th. Bordeaux, 1897.

accès de dyspnée. Les urines, examinées à plusieurs reprises, ont toujours révélé la présence d'une petite quantité d'albumine.

Juin. — Bronchite aiguë avec dyspnée considérable, crainte d'asphyxie. Ses enfants l'emmènent.

Juillet. — Ramenée en raison de la violence et de l'excitation. Dyspnée continue, œdème de la face et des membres inférieurs, vomissements fréquents, congestions pulmonaires à intervalles répétés, avec signes stéthoscopiques variables. La malade succombe au mois de janvier suivant à des accidents pulmonaires, l'état mental n'ayant subi aucune modification.

AUTOPSIE. — *Thorax :* Epanchement citrin dans les plèvres. Poumons emphysémateux à un degré très avancé, surtout au sommet, où on trouve de véritables cavités interstitielles, gonflées d'air. Les grosses bronches sont pâles ; les moyennes et les petites présentent un épaississement et un boursouflement de la muqueuse, qui est uniformément rouge et tapissée d'un épais mucus sanguinolent. Le cœur, présentant un peu d'hypertrophie ventriculaire à gauche, n'offre aucune lésion valvulaire.

Abdomen : Ascite modérée, composée d'un liquide jaune limpide ; foie petit pesant 730 grammes, présentant quatre sillons profonds sur sa face supérieure et son bord droit ; d'aspect nor-

mal, à la coupe. Reins atteints de néphrite sclé-
reuse ; le rein gauche pèse 90 grammes ; le droit,
60 grammes seulement ; il est petit, ratatiné, dé-
formé. Le tissu des deux reins présente le même
aspect jaunâtre de la substance corticale. Rate
très petite.

Cerveau : Membranes fortement adhérentes
entre elles et épaissies au niveau du sommet du
crâne. Dans les autres parties, elles sont saines
et non infiltrées ; les vaisseaux de la base sont
sains. La masse cérébrale est extrémement pâle ;
les circonvolutions ont leur volume normal, les
coupes ne révèlent aucune lésion. Les capillaires
de la couche corticale présentent un peu de dégé-
nérescence graisseuse. On y trouve également un
certain nombre de cellules malades à différents
degrés.

Poids de l'hémisphère droit.... 515 grammes.
Poids de l'hémisphère gauche... 555   —
Poids du cervelet, isthme et bulbe 180   —

                  TOTAL...... 1310 grammes.

OBSERVATION IV

(In Guelou)

V... veuve F..., quarante ans, enfant naturelle, admise le 23 juin 189..., avec le certificat suivant : « Atteinte depuis six mois d'altération mentale dépendant de manie hystérique. Complètement inconsciente. Elle évite les voisins et refuse parfois les aliments. Elle accuse une véritable sensibilité aux points ovariens de la région abdominale et dans la région lombaire ».

A son entrée, cette malade est dans un état de stupidité profond avec gâtisme et refus d'aliments.

Cet état demeure absolument invariable jusqu'au moment où, six mois plus tard, la malade succombe brusquement à des symptômes de congestion pulmonaire, précédés de vomissements incoercibles. Depuis quelque temps, on avait constaté un peu d'œdème des membres inférieurs.

Autopsie : Poumons gorgés de sang et de sérosité spumeuse ; cœur petit, exsangue, sain. Foie et tube digestif normaux ; reins petits, ratatinés, le droit plus atrophié, graisseux, pesant 60 grammes. Le gauche moins congestionné, très graisseux ; poids : 95 grammes. Capsules adhérentes en divers points de la substance corticale. Cerveau sain en apparence sans hydropisie ventriculaire ou sous-arachnoïdienne.

OBSERVATION V

(In Guelou)

B..., femme T..., trente-six ans. Père aliéné à
trente-deux ans. Une première grossesse il y a
douze ans, sans accidents. Peu de temps après,
paralysie à la suite de peines morales. Pas de
maladies graves à signaler. Il y a deux ans, nouvelle grossesse qui provoque bientôt des vomissements incoercibles, de l'albuminerie avec œdème
de tout le côté gauche du corps et enfin des crises
délirantes, avec hallucinations. L'état devient
tellement grave, qu'on provoque l'avortement à
cinq mois et peu à peu les accidents urémiques
disparaissent. Il y a quatre mois, le cœur semble
se rendre et la malade doit se soumettre au régime lacté, qui de nouveau fait disparaître tous
les accidents. Il y a quinze jours, elle éprouve
une vive émotion en visitant la tombe de son enfant, et, le même jour, prend un bain de mer
froid. Aussitôt le délire éclate. Excitation maniaque très vive ; elle chante, elle a beaucoup
d'hallucinations auditives et de visions. Elle
court partout comme à la recherche de quelque
chose ; elle se livre à des actes instinctifs d'un
caractère malfaisant. A chaque heure, l'aspect
du délire change, chaque crise a un aspect diffé-
rent. Parfois, elle se met à rire et rira une heure
de suite ; ensuite, elle sera prise de la manie

d'embrasser et se jettera au cou de tout le monde.

27 août. — Face pâle, légèrement infiltrée (cette pâleur mate et grasse, cet empâtement des tissus cutanés spécial de l'albuminurie). Léger œdème des malléoles, un peu d'albumine dans les urines. Lésions cardiaques avancées (souffle au premier temps et à la base et bruit de galop). Règles en ce moment. Pouls dur et vibrant ; accès de palpitations et de sueurs.

Agitation maniaque avec mussitation continuelle, fixité du regard et dilatation de la pupille (on ne peut saisir les mots prononcés par le mouvement des lèvres sans émission de sons). Par moment, chants sur un ton plaintif, surtout la nuit. Insomnie complète, la malade reste debout, ne se couche pas. A l'air hallucinée, semble avoir des visions. Impossible de lui faire prendre le moindre remède ; se nourrit à peine (un peu de lait et des fruits). Folie théâtrale, rappelant Ophélie... Entend des voix ; s'arrête soudain, attentive, immobile, écoute et dit : « On m'appelle dans le jardin ». On lui dit aussi de ne pas manger.

28 août. — Aujourd'hui, il a fallu lui passer la sonde. Illusions de la mémoire : prend une autre malade pour sa mère.

19 septembre. — On commence les injections de substance rénale à la dose de 2 grammes tous les deux jours. Pas d'albumine dans les urines.

15 octobre. — Suspendu pendant les quinze derniers jours, faute de liquide, le traitement est

repris. Assez fréquents refus d'aliments. On lui
passe la sonde pendant deux jours. A un peu
maigri et est moins bouffie. L'urine ne contient
pas d'albumine.

21 octobre. — Persistance de l'agitation, avec
tentatives de suicide ; se met la tête dans un seau
d'eau, s'enfonce son drap dans la bouche jusqu'à
asphyxie « pour en finir tout de suite », ne mange
que la soupe et boit du lait ; pas d'autre nourri-
ture. A toujours le regard fixe ; *prend des attitudes extatiques et cateptoïdes*, les bras en croix
ou en l'air, le regard au ciel. Parfois, se met à
chanter sur un ton doux, ou à parler d'un ton très
bas : « Il est beau ce devant de cheminée ; j'y vois
des Champs-Elysées... on s'y promène... et le Tro...
cadéro... Je ne sais plus... (à genoux, les mains
jointes) : Pourquoi l'on invite toujours... Je veux
ma mère..., elle m'entend bien... c'est fort... Je n'ai
pas cette permission. Je n'ai plus de mari, je n'ai
plus mon alliance... vous êtes de la famille Péro-
leau... vous ne serez pas étonné que j'aime mon
oncle... Je n'aime pas le poulet... J'aime les bif-
teacks parfois, quand ils sont bons, reconnus par
le vétérinaire... J'aimerais écrire ; c'est drôle, je
voudrais signer... on écrit comme on sait... oui,
s'il le faut. » Et toujours le regard fixe : — « C'est
drôle, je n'ai pas ma tête... elle commence à reve-
nir ». Et elle se passe la main sur la tête.

Cœur en meilleur état, palpitations moindres.
Le premier bruit seulement un peu rude, rien au

second ; plus de galop. Les idées religieuses reviennent souvent dans ses paroles : « Pardonnez-moi, j'aime mieux ma cousine. A. B..., pardonnez-moi Philomène... Je suis royaliste... je suis devant mon Christ... Ma mère fut trompée par force ; elle n'est pas coupable... Ce n'était pas pareil, dans tous les cas... Oh ! si... mais non... je ne connaissais pas la médecine... c'est assez dit, permettez-moi ; la lassitude... ».

19 novembre : Son mari a essayé ces jours-ci de l'emmener ; mais il n'a pu la garder plus de vingt-quatre heures. Elle voulait errer, aller seule sur la plage. Manifestait une aversion extrême pour son mari. Depuis son retour manifeste des idées de suicide, veut s'étrangler, se tuer, cherche à se procurer un cordon de tablier, se serre le cou, etc. On la poursuit ; il y a toujours un homme après elle ; elle veut en finir. Mange peu et capricieusement. Elle voit une tête d'homme dans son assiette ; toujours un peu incohérente.

1896 : Cessation des injections à partir du premier novembre.

29 février : Retirée par son mari dans un état un peu meilleur : mangeant bien, moins hallucinée, mais extrêmement difficile de caractère. L'incohérence a presque complètement disparu.

OBSERVATION VI

(In GUELOU)

P..., femme L..., trente-neuf ans.

Pas d'antécédents héréditaires. Mariée sans enfants. Femme robuste, grande et forte, avec un certain embonpoint. Il y a dix ans, elle a fait une maladie du ventre, avec fièvre. Elle est restée au lit quatre ou cinq mois. Le mari dit qu'elle a uriné du sang à ce moment et que, depuis cette époque, elle a toujours eu des besoins fréquents et impérieux d'uriner, toutefois sans incontinence.

Il y a sept ans, elle aurait fait une chute sur la tête pendant la période menstruelle, chute qui n'a d'ailleurs laissé aucune trace. Mais à la suite elle a eu un premier accès de folie qui a duré huit mois, début d'un nouvel accès, sans cause occasionnelle appréciable. Au début, il y eut quelques intermittences, mais depuis deux mois le délire est continu. Elle tient des propos incohérents, se promène demi-nue, se croit persécutée par ses voisins, se livre à la violence, déchire et casse tout.

14 mars 1894 : Depuis son entrée, cette femme présente les signes d'un état maniaque mal caractérisé, avec affaiblissement psychique et hallucinations. Parfois elle chante, puis se met à discuter avec des êtres imaginaires (ses parents, son mari). Elle s'assied à table et soudain se lève avec

des gestes de colère. Elle commence son repas par
le dessert et finit par la soupe ; prend de l'ouvrage puis le jette de côté ; s'habille d'une façon
bizarre, ne s'assied jamais autrement que par
terre. Hypocondrie ; croit avoir toute espèce de
maladies, est faible ; se plaint de tranchées entre
le ventre et l'estomac ; elle n'a pas d'enfant mais
elle s'imagine en avoir, ce sont ceux de sa belle-
sœur qu'elle prend pour les siens. Elle dit que l'un
a dix ans, l'autre moins, etc... Si on lui objecte
que ces enfants (que ces enfants qu'elle avait souvent chez elle) sont à sa belle-sœur, elle répond :
« Pas tous, il y en a bien à elle, mais il y en a
aussi à moi ».

Mémoire affaiblie, ne semble se rappeler presque rien ; fait les réponses les plus fantaisistes
au sujet de questions impliquant la mémoire. Elle
a de l'incontinence d'urine ; nocturne et diurne,
dont elle a conscience et qu'elle cherche à diminuer ; prétend qu'il y a trois ans que ça dure.
Spasmes nerveux dans la mâchoire inférieure,
continuellement animée de mouvements de laté-
ralité.

16 mars : Examen des organes génitaux : vulve
intacte ; vaginisme prononcé ; l'orifice vaginal
est fermé et résistant. Le doigt, après l'avoir
franchi, pénètre librement dans le vagin, mais
n'atteint pas l'utérus, la malade ne voulant pas
écarter ses cuisses. Région sus-pubienne doulou-

reuse à la pression. On ne peut continuer l'examen par suite de l'indocilité de là malade.

17 mars : Une sonde est introduite dans la vessie et ramène quelques gouttes d'une urine trouble et rouge foncé. On fait difficilement un lavage à l'eau boriquée qui ramène à la fin un peu de sang.

18 mars : On sonde de nouveau ; la sonde introduite laisse sortir environ deux cuillerées d'urine. On essaie de faire une injection boriquée ; mais aussitôt la malade crie qu'on veut la tuer, qu'elle veut uriner et il faut cesser, car elle frapperait.

Urine acide, donnant à la chaleur des flocons épais d'albumine ; même chose par l'acide nitrique ; pas de sucre (bains, injections émollientes, carbonate de lithine, lait). La malade est agitée, hallucinée, surtout la nuit, cause continuellement avec des êtres imaginaires, ses parents ; semble avoir de l'aversion pour son mari ; dit que de tous ceux qu'elle voit, c'est le plus mal. Les traits sont un peu hébétés et renfrognés, le regard un peu vague.

25 mars : Très agitée, nuit et jour. On ne peut l'aborder et il a fallu suspendre tout essai de traitement local. Elle se fâche, chante, vocifère, demande des sabres, des pistolets, parle de l'adjudant, veut vendre un champ pour avoir du café, etc...

26 mars : Cette malade a ses règles depuis deux jours. Agitation persistante, idées de suicide, parle de se pendre ; dit que ce ne sera pas grand'-chose de se passer la corde au cou.

28 mars : Délire génital ; elle va avoir un enfant : « qu'on aille chercher la sage-femme, un médecin » ; ne sait pas ce qu'elle fait ; va et vient débraillée, fait ses ordures au milieu du salon. Fin des règles.

1er mai : Plus calme depuis une huitaine de jours, travaille, ne délire que de temps en temps et incidemment, quand, par exemple, on lui parle de ses enfants.

4 mai : Retour de l'agitation.

7 mai : Très agitée, chante, se déshabille, pérore d'une façon incohérente.

13 mai : Règles, continuation de l'agitation.

24 mai : Plus calme depuis quelques jours. Se plaint de douleurs dans une épaule et dans le ventre.

28 mai : Retour au calme complet. Propre, ne gâte plus depuis une dizaine de jours.

5 juin : Retour de l'agitation, désordre des actes, hallucinations. Sale, fait au lit.

5 juillet : Règles. Nouvel accès d'une intensité extraordinaire. Crie, chante, se déshabille, ne mange pas.

24 décembre : (Plusieurs accès dans l'intervalle). Nouvel accès coïncidant avec des règles abondantes. Durée : une dizaine de jours.

19 janvier : Début d'un nouvel accès.

21 janvier : Règles.

Sortie pour amélioration, les dernières règles s'étant passées sans accès.

OBSERVATION VII

Observation d'un cas de maladie de Brigt associée à des symptômes de paralysie générale

(Recueillie par M. le Dr Bauby, chef de clinique chirurgicale à l'Ecole de Médecine de Toulouse) — (in-thèse Florant. Paris 1891).

M. P..., homme de bonne constitution, 40 ans, marié, deux enfants.

Antécédents héréditaires : pas d'affections diathésiques, pas d'alcoolisme, pas de surmenage, pas de névroses, mais état nerveux assez marqué chez plusieurs membres de la famille et léger embarras de la parole chez deux des ascendants directs.

Antécédents personnels : pas d'alcoolisme, pas d'excès vénériens, pas de traumatisme cranien ; évolution organique normale, pas de maladies graves.

M. P..., d'une condition aisée, s'est toujours occupé d'études littéraires ; il a passé toute sa vie dans le midi de la France, sauf un ou deux ans en Angleterre.

Il a toujours été nerveux, impressionnable. Sa parole a toujours été à la fois précipitée, saccadée et hésitante, embrouillée. L'habitude de la langue anglaise peut avoir développé ce défaut. A deux reprises, vers l'âge de 30 ans, il s'est livré au surmenage intellectuel.

Il y a quelques années, dans une fête publique, l'estrade sur laquelle il se trouvait avec sa femme et un grand nombre de spectateurs s'est effondrée ; cet événement lui a causé une très vive émotion, dont il a eu peine à se remettre.

Enfin, pendant l'été dernier, M. P... étant resté longtemps, le soir, au bord de l'eau, a été pris de frissons, malaise, céphalalgie intense, confusion dans les idées, irritabilité ; traité par des révulsifs énergiques, il s'est remis en peu de jours. En somme, pas d'état pathologique bien caractérisé, mais tendance aux maladies nerveuses.

Maladie actuelle. — En décembre 1889, P. M..., déjà mal en train depuis deux ou trois semaines, a senti ses forces diminuer, son appétit disparaître, sa langue s'embarrasser davantage. Léger mouvement fébrile vers le soir, douleurs vagues dans les membres inférieurs ; idées de plus en plus sombres, émotivité exagérée. C'était à l'époque où l'on commençait à parler de l'influenza et M. P... fut traité pour une maladie de cet ordre.

Cependant, les choses traînaient en longueur

et paraissaient même s'aggraver ; le malade se
plaignait de douleurs aux reins, de gonflements
et de mauvais goût dans la bouche et, à la fin décembre, une iritis séreuse s'est déclarée. L'analyse
des urines, faite pour la première fois à cette occasion a éclairé d'un nouveau jour le diagnostic
hésitant. Il y avait 5 grammes d'albumine par
litre, diminution du taux de l'urée ; et la quantité d'urine, en 24 heures, étant réduite à 800 gr.
Pas de sucre.

Au cœur, le bruit de galop était très net, sans
hypertrophie ; pas d'œdème, ni de congestions
viscérales. Crises légères de dyspnée dans le
genre des crises d'asthme, démangeaisons fréquentes en diverses régions.

Rapprochant ces symptômes de ceux primiti-
vement observés, il était aisé de conclure qu'il s'a-
gissait d'une néphrite albumineuse en pleine évolution quoiqu'il fut bien difficile d'en préciser
l'étiologie et le début.

M. P... a été mis au régime lacté absolu, et, dès
ce moment, je puis dire que la quantité normale
d'urine a été bientôt obtenue et dépassée. L'albumine a diminué mais n'a pas disparu.

Je ne suivrai pas mon malade jour par jour,
car la marche des symptômes a été des plus irré-
gulières ; je vais seulement grouper les deux manifestations morbides en deux classes : a) celle
des troubles organiques se rapportant manifeste-
ment à la lésion des reins ; b) celle des troubles

psychiques et nerveux dont la persistance m'a frappé et dont je recherche encore la pathogénie.

a). *Troubles organiques d'origine rénale.* . . Indépendamment des douleurs de reins, des altérations de l'urine, de la céphalalgie, des crises dyspnéïques, des démangeaisons, M. P. a éprouvé dans le cours de sa maladie, à trois reprises espacées, des symptômes de conjonctivite et d'iritis séreuse, rougeur du globe oculaire, photophobie ; contraction pupillaire ; hypertension intra-oculaire, aucun signe de rétinite albuminurique. Chaque fois, j'ai obtenu la cessation rapide de ces accidents par le traitement suivant : instillations de cocaïne ; vésicatoire volant à la tempe ; purgatif drastique.

Du côté de la bouche s'est produit un gonflement dur et douloureux de toute la muqueuse avec sécrétion d'une salive épaisse et fétide ; dépôts pâteux autour des dents ; hypertrophie douloureuse de la langue et des amygdales ; la surface linguale était toute fendillée. Haleine désagréable. Déglutition pénible, parole incompréhensible. J'ai cru pouvoir rapporter cette complication rare à l'acéto-infection occasionnée par le trouble des fonctions rénales et à l'élimination des principes toxiques par la muqueuse buccale. Cette stomato-glossite a persisté deux semaines à l'état aigu. Sa résolution a été favorisée par des bains locaux et gargarismes antiseptiques au naphtol et au borate de soude alternés avec le jus de citron. La langue n'a repris que très lentement ses dimensions normales.

b) Troubles psycho-nerveux. — J'ai déjà dit que les débuts de la maladie ont été marqués par un redoublement des phénomènes qui font de M. P... un nerveux. Il est devenu sombre, très affecté de son état, redoutant la mort. La moindre chose lui occasionnant une vive émotion. La mémoire a beaucoup faibli et la parole est devenue de plus en plus embarrassée soit à cause des troubles mécaniques dans les fonctions de la langue et des lèvres, soit à cause de l'oubli des mots. L'affaiblissement de l'intelligence était si prononcé que la lecture d'un journal devenait très pénible. Jamais il n'y a eu de délire, mais seulement appréciations erronées sur les personnes et les faits.

Les visites de ses amis et les miennes le soulageaient beaucoup et il était remarquable de voir après l'émotion causée par mon entrée dans sa chambre et la gêne extrême qu'éprouvait le malade à me donner des nouvelles de sa santé, il était remarquable, dis-je, de voir, peu à peu, les idées s'éclaircir, la parole devenir plus facile, le regard moins inquiet ; si bien qu'à la fin de ma visite, M. P... prenait part à la conversation, s'égayait de mes plaisanteries ; il était rassuré.

Les fonctions motrices des membres ont été atteintes parallèlement : les forces ont beaucoup diminué. Pression des mains insignifiante, pas

de tremblement. M. P... se tenait difficilement
sur ses jambes, faisant quelques pas avec une
canne comme un homme ivre. Il semble que le
sens musculaire était altéré, car ces quelques pas
étaient l'occasion d'efforts inutiles.

Réflexes rotuliens exagérés.

Pas d'altérations de la sensibilité. Enfin, M.
P... a souffert, pendant la période aiguë de sa
maladie, de douleurs articulaires et névralgiques
aux deux pieds avec rougeur et gonflement mo-
déré. Je leur ai opposé des onctions calmantes,
enveloppement, ouate imperméable. Pilules de
quinine et de colchique.

Telle est l'affection complexe qui, pendant les
mois de décembre et janvier derniers, a évolué
avec une gravité à peu près uniforme.

Dans les premiers jours de février, une amélioration s'est manifestée. Tous les symptômes
accessoires, stomatite, iritis, névralgies, se sont
calmés. Les forces sont revenues très lentement.
L'albumine diminuait dans les urines et le malade commençait a espérer.

Depuis cette époque, les progrès vont sensible-
ment vers la guérison. M. P... a pu sortir, se pro-
mener et même reprendre ses occupations.

Le régime lacté a été progressivement mitigé,
puis suspendu ; j'ai prescrit l'iodure de sodium
et l'usage de purgatifs légers.

Néanmoins, je n'ose croire à un rétablissement
complet. Il y a toujours un peu d'albumine dans

les urines et les troubles nerevux n'ont pas entiè-
rement disparu. M. P... n'est pas dans un état
normal. Il est toujours très préoccupé, soucieux ;
les forces ne sont pas ce qu'elles étaient autrefois.
La mémoire est paresseuse, la parole confuse et
précipitée, s'arrête parfois brusquement ; le malade est un peu voûté et vi illi. Les changements
de temps influent beaucoup sur son état. Quand
l'atmosphère est lourde, le vent chaud et le ciel
orageux, M. P... est très agacé. Il ne peut supporter aucun bruit ; la moindre contrariété l'exas-
père, le babil de ses enfants le fatigue. Il n'a plus
d'appétit. Il tombe dans l'affaiblissement et la
mélancolie. Les chaleurs de juin ont été fâcheuses
sous ce rapport ; un jour, à la promenade ,il a eu
tout d'un coup un mouvement vers la tête, un ver-
tige de quelques instants. Une autre fois, à la fin
d'une journée accablante, à propos d'une discus-
sion futile, il s'est répandu en paroles d'impa-
tience, se montant progressivement, parlant de
plus en plus vite et sans suite jusqu'au moment
où les mots lui faisaient défaut ; il est retombé
accablé. Je viens de l'envoyer à la campagne.

La veille, l'analyse de ses urines a été faite ;
il y a encore 1 gramme d'albumine par litre.

Une sorte d'accès de démence est donc survenu
chez M. P... sous l'influence de la température ca-
niculaire ; cet accès dura trois jours et fut assez
fort pour qu'à une de mes visites mon client s'ou-
bliât jusqu'à me tenir des propos inconvenants

en toute autre circonstance, et il est cependant extrêmement poli. Peu après, il allait mieux et partait pour la campagne, où il est resté jusqu'en octobre. Pendant cette période, sa santé s'était notablement améliorée à tous les points de vue. Il avait bien peu d'albumine.

Dans le milieu d'octobre, refroidissement un jour de pluie ; indigestion et crise d'urémie à forme gastrique, avec vomissements et délire, haleine ammoniacale, albumine abondante, état moral très affaissé, oligurie. Traitement : régime lacté absolu avec eau de chaux ; eau-de-vie allemande et sirop de nerprun à 25 grammes. D'où 10 selles, rétablissement des fonctions rénales, affaiblissement considérable, mais au bout du compte, guérison des accidents .

Depuis cette alerte, rien de particulier .

Malgré le froid, M. P... est retourné à la campagne jusqu'au 1er janvier. Il va mieux et, depuis huit jours, il a repris ses occupations de professeur. Il y a toujours un peu d'albumine, avec certaine hésitation de la parole et de la marche, mais en somme état relativement satisfaisant.

CONCLUSIONS

1° Les folies brightiques ou, pour parler plus justement, les folies liées à l'insuffisance des fonctions rénales ont été connues de tout temps, mais ce n'est guère que depuis une trentaine d'années qu'on en connaît exactement la symptômatologie et la pathogénie.

2° On peut observer le délire rénal : soit au cours d'une néphrite aiguë passagère et l'on est alors à la limite de la psychiatrie, ce délire n'étant pas plus de l'aliénation mentale que le délire transitoire des maladies infectieuses : soit chez un brightique à hérédité simplement *nerveuse* et alors on a la folie brightique intimément liée au mal de Bright, oscillant, augmentant et diminuant avec l'insuffisance rénale ; soit chez un brightique à hérédité *vésanique*, qui ne de-

mande qu'à faire une psychose systématisée dont
le mal de Bright n'est que la cause occasionnelle,
la psychose évoluant ensuite d'une manière autonome.

3° A coté des troubles psychiques élémentai-
res qui se retrouvent a ailleurs dans les psychoses
d'infection et qui sont les cauchemars, les hallucinations, le délire de rêve, il existe des signes relativement propres aux psychoses causées par
l'intoxication rénale. Ces signes sont : *l'hébétude,
la torpeur intellectuelle*, l'apparition assez fréquente des *symptômes choréiformes, d'attitudes
catalpeptoïdes* et de *catatonie*.

4° La folie urémique aiguë affecte la forme de
confusion mentale hallucinatoire aiguë avec fièvre, mauvais état général, délire professionnel.

5° La folie urémique chronique affecte la
forme de la *confusion mentale simple*. Le malade
présente de l'obtusion des idées, de l'amnésie, de
l'incohérence, de la désorientation, de l'insomnie
nocturne, des rêves et des cauchemars (Régis).
Cette folie brightique proprement dite peut simuler la *paralysie générale*, ressemblance très
importante et relativement fréquente.

6° On a signalé des lésions des cellules cérébrales ; leur gonflement hydropique, la division
du noyau, une prolifération névroglique.

7° Le diagnostic de la folie par intoxication
est facile. Il est plus délicat de préciser l'intoxication qui en est la cause.

8° Le pronostic est le plus sombre des folies par intoxications parce que l'auto-intoxication rénale est la plus grave.

9° Le traitement est celui de la cause ; plus l'isolement ; et si le délire est accentué, l'asile d'aliénés.

BIBLIOGRAPHIE

BALL. — *Leçons sur les maladies mentales,* 1880.

J. BALLET. — *Traité de pathologie mentu...*

RÉGIS. — *Précis de psychiatrie.*

RÉMOND (de Metz). — *Précis des maladies mentales.*

KRAFFT-EHBING. — *Traité de psychiatrie.*

Ed. TOULOUSE. — *Les troubles mentaux dans l'urémie. Gaz. des Hôp.*, 1894, p. 649.

RAYMOND. — *Sur certains délires simulant la folie survenant dans le cours des néphrites chroniques et paraissant se rattacher à l'urémie. Archiv. générales de médecine,* 1882.

DIEULAFOY. — *De la folie brightique,* 1885.

HŒSSLIN. — *Munch. med. Wochen.,* 1889, n° 42.

KŒPPEN. — *Albuminurie chez les aliénés. Congrès de neurol. allemande. Archiv. de neurol.* 1889, XVIII, p. 448.

JOFFROY. — *De la folie brightique. Bull. méd.* 1891.

BRISAUD et LAMY. — *Attit. catalept. chez un brightique délirant. Gaz. hebd. de méd. et de chir.* 1890.

CULLERRE. — Congrès de la Rochelle, 1893.

RÉGIS et CHEVALIER-LAVAURE. — Congrès de la Rochelle, 1893.

DENY. — Congrès de la Rochelle, 1893.

VOINAY. — *Troubles mentaux urémiques chez un alcoolique. Bull. méd. du nord,* Lille.

A. FLORANT. — *Des manifestations délirantes de l'urémie.* Thèse de Paris, 1891.

HALSEY. — *Essai sur l'urémie.* Th. Montpellier 1893.

BOUVAT. — *Essai sur l'urémie délirante.* Th. Lyon, 1883.

GUELOU. — *Des psychoses dans leurs rapports avec les affections des reins.* Th. de Bordeaux, 1897.

GABEI et ANTINORI. — *Revue neurologique,* 1898, p. 529.

Bodoni. — *Revue neurologique,* 1899, n° 3.

Maurice Fauré. — *Sur un syndrome mental fréquemment lié à l'insuffisance des fonctions hépato-rénales.* Thèse de Paris, 1899-1900.

TOULOUSE

Ch. DIRION, Libraire-Éditeur

22, rue de Metz et rue des Marchands, 33

—

1908

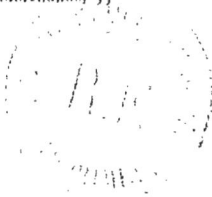

www.ingramcontent.com/pod-product-compliance
Lightning Source LLC
Chambersburg PA
CBHW050610210326
41521CB00008B/1193